COMMENT ON DÉFEND
LES OUVRIERS

Contre les Eclats

et les Poussières de l'atelier

PAR

M. Henri MAMY

INGÉNIEUR DES ARTS ET MANUFACTURES
DIRECTEUR DE L'ASSOCIATION DES INDUSTRIELS DE FRANCE
CONTRE LES ACCIDENTS DU TRAVAIL

Avec 37 figures dans le texte

Prix : 1 franc

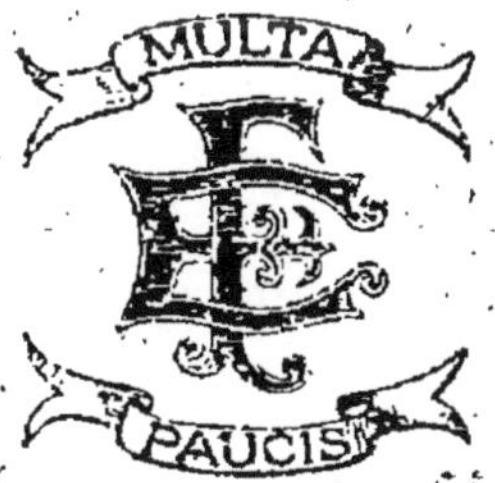

PARIS

N MÉDICALE FRANÇAISE

29, RUE DE SEINE, 29

Tous droits réservés

COMMENT ON DÉFEND

LES OUVRIERS

Contre les Éclats et les Poussières de l'atelier

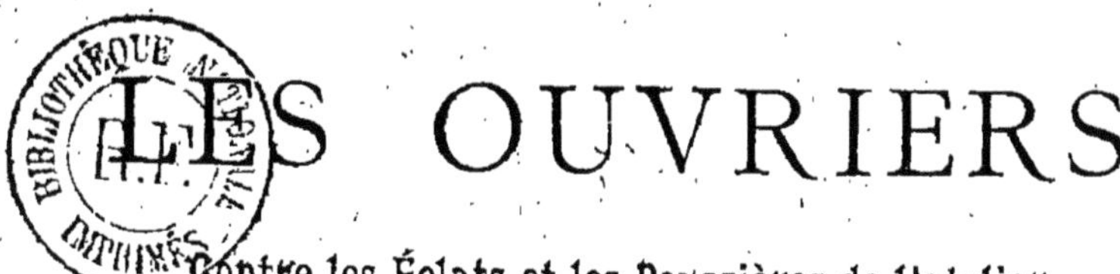

COMMENT ON DÉFEND

LES OUVRIERS

Contre les Éclats

et les Poussières de l'atelier

PAR

M. Henri MAMY

INGÉNIEUR DES ARTS ET MANUFACTURES
DIRECTEUR DE L'ASSOCIATION DES INDUSTRIELS DE FRANCE
CONTRE LES ACCIDENTS DU TRAVAIL

Avec 37 figures dans le texte

Prix : 1 franc

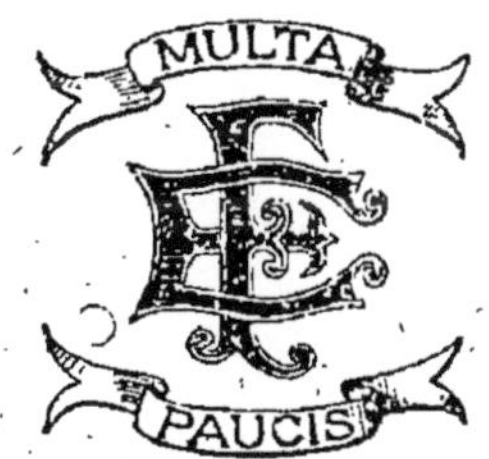

PARIS

L'ÉDITION MÉDICALE FRANÇAISE

29, RUE DE SEINE, 29

Tous droits réservés

LES OUVRIERS

Contre les Éclats et les Poussières de l'atelier

La Défense contre les Éclats
et les Projections

Considérations générales.

Dans un certain nombre de travaux industriels, les yeux des ouvriers peuvent être atteints plus ou moins gravement. Les affections auxquelles ils sont exposés peuvent se diviser en deux grandes classes : les blessures proprement dites et les affections non traumatiques.

Parmi ces dernières, la plus importante et la plus fréquente est la myopie. Elle se rencontre surtout dans les corps de métiers qui exigent une application précise et prolongée de la vision rapprochée. C'est ainsi que les couturières, les brodeuses, les tailleurs, les cordonniers, les imprimeurs, les horlogers, les bijoutiers, les graveurs, en sont principalement atteints. Les expériences du docteur Mottais sont concluantes à cet égard : Sur 97 compositeurs, il a trouvé 51 myopes ; sur 250 typographes qu'il a examinés, il n'a rencontré que 31 0/0 d'yeux normaux, contre 69 0/0 d'yeux anormaux.

On atténuera ces effets par un éclairage convenable des ateliers. Il devra être suffisant et bien dirigé. Les ouvriers occupés à des travaux minutieux et fins devront les interrompre de temps en temps et prendre quelques minutes de repos pour laisser à la fatigue des yeux la possibilité de s'apaiser. Les lithographes et les typographes prendront des verres spéciaux, appropriés par un oculiste.

Quelquefois les ouvriers sont exposés à l'action de poussières, de vapeurs ou de gaz irritants. Les conséquences pour la vue peuvent être des inflammations des paupières ou de la conjonctive. L'emploi de lunettes convenables s'impose dans ces circonstances, pour soustraire les yeux à l'action de ces éléments dangereux.

Il en est de même des ouvriers employés au service des fours et appareils de la métallurgie ou de la verrerie. Les yeux, soumis au rayonnement intense de la flamme, de parois rougies, de masses incandescentes, sont exposés à des affections inflammatoires qui peuvent avoir de graves conséquences.

Les accidents traumatiques ou blessures proprement dites, sont les plus fréquents dans l'industrie.

Le docteur Fieuzal a constaté, aux Quinze-Vingts, que dans l'ensemble de la cécité complète, absolue, la cécité traumatique entrait environ pour 10 0/0. La cécité monolatérale, celle qui n'atteint qu'un œil, s'élèverait, d'après Cahn, jusqu'à 24 0/0.

Toutes les projections de corps étrangers sur les yeux sont à redouter.

Quelquefois elles produisent des brûlures, s'il s'agit de flammes, de corps incandescents, de substances caustiques telles que la potasse, la soude, la chaux, ou d'acides, comme l'acide sulfurique, l'acide azotique, l'acide chlorhydrique. Les maçons doivent se protéger contre les éclaboussures de chaux et les ouvriers qui manient et transvasent les acides, sont tenus à de grandes précautions.

D'autres fois, les corps étrangers projetés sont des particules métalliques ou pierreuses, lancées avec plus ou moins de force et qui viennent s'implanter dans la cornée. Les casseurs de pierres, les piqueurs de meules, les burineurs, ajusteurs, fondeurs, ébarbeurs, meuleurs, etc., sont surtout exposés à cet accident. Lorsqu'il se produit dans un atelier, il se trouve souvent un camarade qui enlève, avec plus ou moins d'adresse, la parcelle fixée dans l'œil, mais il arrive parfois que cette parcelle a pénétré trop profondément et que l'œil est perdu.

C'est ainsi qu'en Allemagne, l'inspecteur du cercle de Postdam-Francfort-sur-l'Oder, a constaté en 1889, 81 blessures aux yeux, et 100 en 1890. En 1897, en Allemagne encore, sur 45.971 accidents ayant entraîné une incapacité de travail de plus de treize semaines, 2.985, soit 63 pour mille, ont eu pour cause des lésions ophthalmiques.

Ce qu'il y a de grave dans ces blessures aux yeux, c'est que, lorsqu'un œil seulement est atteint et perdu, sans que l'autre œil ait été même effleuré, on n'est cependant jamais certain que l'on ne perdra pas également le second œil, par suite d'une ophtalmie sympathique qui peut se déclarer ultérieurement. C'est pourquoi l'énucléation du premier œil, lorsqu'il doit être fatalement perdu, est une mesure sage et prudente, d'après le docteur Fieuzal.

Nécessité des lunettes d'atelier.

Dans tous les travaux qui exposent les ouvriers à des blessures aux yeux ou à des affections de la vue, il est indispensable de porter des lunettes protectrices convenablement appropriées.

Leur utilité ne saurait être mise en doute. De trop nombreux et trop graves accidents sont venus l'affirmer pour qu'on puisse avoir une hésitation à cet égard.

Cependant, malgré ces terribles exemples, qui ont entraîné la perte d'un œil et quelquefois des deux yeux, on est forcé de reconnaître que les ouvriers ont témoigné jusqu'ici, en général, une grande répugnance à se servir des lunettes qu'on mettait à leur disposition. Il faut exercer sur eux une véritable contrainte pour les décider à en faire usage et ils préfèrent s'exposer volontairement à un danger qu'ils ne méconnaissent pas.

Cette répugnance, qui les pousse à commettre une grave imprudence, tient à la défectuosité du type de lunettes qu'on rencontrait jusqu'à ces dernières années, d'une manière à peu près générale, dans les ateliers. Ce type est formé d'un verre elliptique entouré d'un grillage métallique qui doit emboîter l'œil. Par l'exiguïté de ses dimensions, par la forme mal étudiée de son contour, ce type ne répond en aucune manière aux exigences du travail et constitue pour les ouvriers une gêne, une incommodité réelles. Il s'adapte mal sur les yeux et produit un malaise sensible. Il les échauffe assez rapidement, déterminant ainsi une sensation douloureuse ; les verres se ternissent vite et le travail devient difficile et pénible.

Il n'est donc pas étonnant que l'Association des Industriels de France contre les accidents du travail (1), en 1892, et, plus tard, la Fédération des corporations allemandes, en 1896, aient eu la pensée d'ouvrir des concours publics pour la création de bons types de lunettes d'atelier.

A côté du devoir d'humanité qui s'impose aux chefs de maison, la loi intervient aujourd'hui, dans presque tous les pays, pour rendre obligatoire l'emploi des mesures préventives contre les accidents. Il est donc utile de faire connaître aux patrons et aux ouvriers à quels appareils ou à quels organes ils doivent recourir.

____

(1) Siège social, Paris, 3, rue de Lutèce.

Lunettes pour cantonniers, tailleurs de pierres, etc.

Les travaux de cette nature n'exigent pas une application minutieuse et les parcelles qui sont projetées et qui peuvent frapper les yeux sont de dimensions relativement fortes. On emploiera avec succès, pour ces travaux, des lunettes entièrement métalliques, c'est-à-dire constituées par un grillage dont les mailles ne seront pas très serrées.

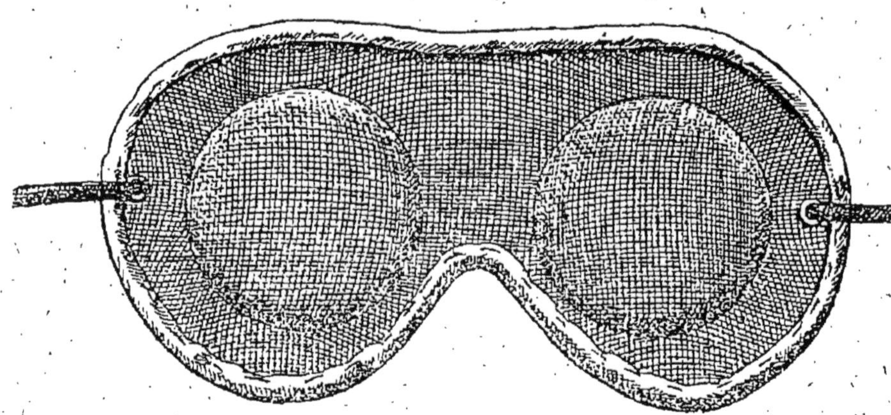

Fig. 1. — Lunettes pour cantonniers, tailleurs de pierres, etc.

La Société des Lunetiers de Paris a créé un type, représenté par le dessin ci-contre (fig. 1), et qui convient bien à cette application. Il est léger, son poids ne dépasse pas 20 grammes, son prix est peu élevé, une garniture en cuir le borde sur tout son contour et il se fixe au moyen de deux cordonnets.

Lunettes pour les meuleurs, ébarbeurs, burineurs, etc.

Il s'agit ici de travaux qui demandent une application assez sérieuse ; la vue doit être nette et pouvoir suivre facilement les détails du travail.

Les lunettes entièrement métalliques ne sont pas à recommander dans ce cas. En effet, en, raison de la finesse des particules projetées, il faudrait, pour protéger efficacement l'ouvrier, employer un treillis à mailles serrées. Or, l'expérience a prouvé qu'il se produit assez rapidement, avec ce fin réseau, un trouble de la vue, une sorte de brouillard, dû précisément à la présence de la toile métallique et d'autant plus sensible que le réseau est plus serré. De plus, il est arrivé à plusieurs reprises, que de fines parcelles métalliques, lancées avec force, ont traversé le grillage et blessé les yeux de l'ouvrier.

Parmi les bons types de lunettes que l'on peut employer pour ces travaux, il faut citer ceux de MM. Simmelbauer et Cⁱᵉ, de Montigny-lès-Metz, et de M. le docteur Détourbe, de Paris.

Lunettes Simmelbauer. — Les lunettes Simmelbauer, employées aujourd'hui dans un grand nombre d'ateliers, sont d'une construction bien comprise et bien appropriée au but à atteindre. Leur monture est en fer blanc et peut être faite en aluminium. Elles portent, un peu en saillie, de larges verres trapézoïdaux, dont l'épaisseur dépend du travail à effectuer et peut varier de 2 à 6 millimètres (fig. 2).

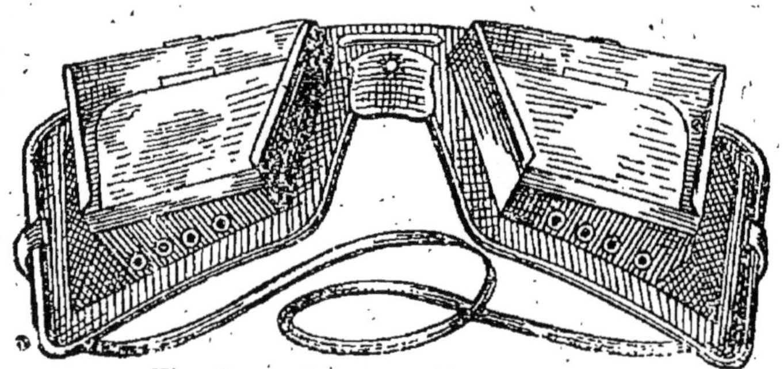

Fig. 2. — Lunettes Simmelbauer.

Ce qui les caractérise surtout, c'est une circulation d'air autour des yeux, établie afin d'éviter leur échauffement et leur gonflement. Cette circulation est efficacement assurée par deux larges conduits rectangulaires disposés latéralement et par plusieurs ouvertures ménagées en haut et en bas sur la monture.

Les verres peuvent s'enlever à volonté et se remplacer. A cet effet, ils sont logés dans des rainures de la monture et maintenus par un petit crochet en tôle qu'il suffit de redresser pour qu'on puisse les enlever.

La monture, bien étudiée dans sa forme, s'emboîte convenablement sur le front et sur le nez ; elle porte un cuir doux qui repose sur ce dernier pour ne pas le blesser.

Le champ visuel est suffisamment étendu ; le port est facile et commode ; le poids n'est pas trop considérable lorsque l'épaisseur des verres ne dépasse pas

3 millimètres, ce qui est presque toujours suffisant ; il atteint à peu près 64 grammes, pour descendre à 57 grammes environ [avec des verres de 2 millimètres.

L'emploi de l'aluminium permet d'abaisser encore sensiblement ces poids.

Le prix varie de 15 à 17 francs la douzaine, suivant l'épaisseur des verres.

Lunettes du docteur Détourbe. — Dans les lunettes du docteur Détourbe, la base d'application est moulée sur le type moyen des visages et présente une mobilité qui lui permet de s'adapter parfaitement sur toutes les figures. Les points d'appui (fig. 3) sont pris au dessus des sourcils et la forme de cette base a été étudiée de manière à établir la stabilité et l'étanchéité sans compression sur les organes visuels.

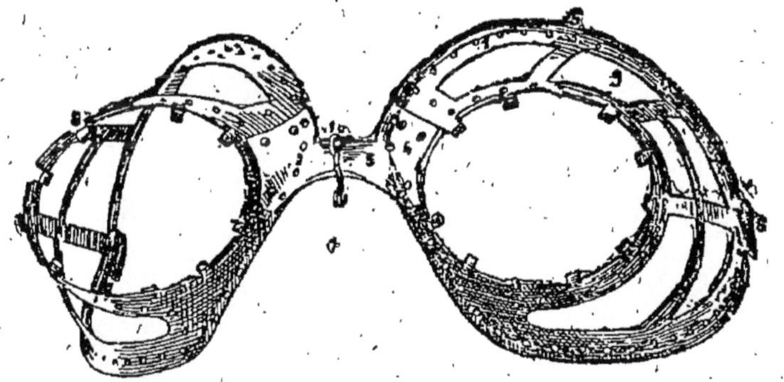

Fig. 3. — Lunettes du Dr Détourbe.

En avant des yeux est disposée une vaste chambre à air destinée à permettre une ventilation facile qui évite l'échauffement des yeux et la condensation de buée sur les verres. La garniture des parois varie avec le but spécial poursuivi, mais elle est toujours perméable à l'air. Les dimensions de la chambre à air permettent aux ouvriers myopes ou presbytes de conserver les lorgnons ou lunettes dont ils font habituellement usage.

Les verres ovales, de 4 millimètres d'épaisseur, ont 50 millimètres de grand axe et 40 millimètres de petit axe. Ils sont maintenus par quatre crochets extérieurs et huit crochets intérieurs qui permettent, en se redressant, de changer facilement les verres lorsqu'il en est besoin.

L'attache de ces lunettes se fait au moyen d'une bande élastique munie d'un large anneau et d'un crochet au long bec recourbé. Le poids total est d'environ 60 grammes, l'ossature étant en aluminium.

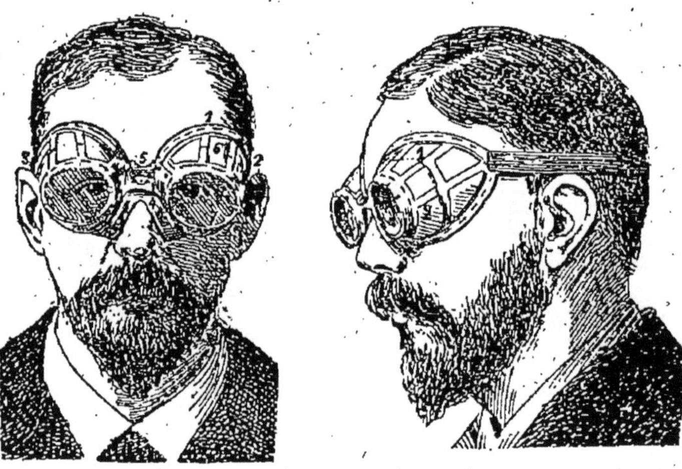

Fig. 4 et 5. — Lunettes du Dr Détourbe contre les éclats.

Les lunettes contre les éclats et les projections (fig. 4 et 5) ont leur base d'application bordée de cuir, l'étanchéité rigoureuse n'étant pas ici nécessaire. L'échancrure destinée à loger le nez peut être rétrécie ou élargie à volonté, de manière à obtenir une adaptation parfaite. Cette échancrure est garnie d'une pièce de cuir, que l'on taille convenablement pour chaque cas. Les parois sont en toile de fer galvanisé, dont le numéro varie avec la grosseur des éclats. Cette toile est bleuie pour éviter les reflets gênants de lumière.

Lunettes de la Société des lunetiers. — La Société des lunetiers de Paris, dont nous avons signalé le type

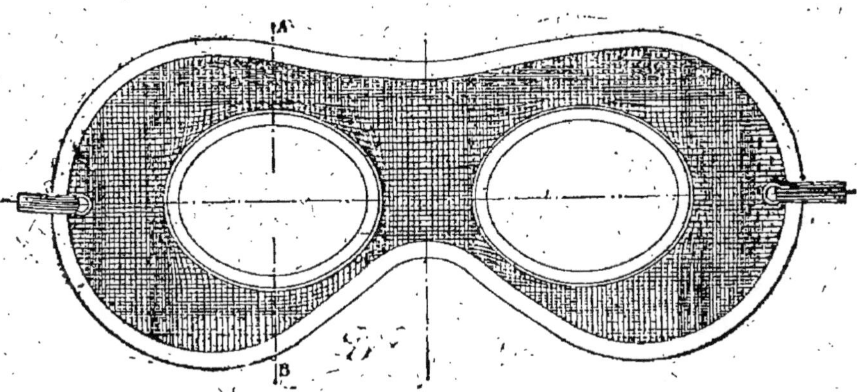

Fig. 6. — Lunettes contre les éclats.

pour cantonniers, construit un autre type pour les travaux dont nous parlons maintenant. Il est en verre et grillage métallique (fig. 6 et 7) et présente cette particularité que les verres sont assez éloignés des yeux pour que les ouvriers myopes ou presbytes puissent, comme dans le type précédent, porter un lorgnon sous ces lunettes. Les verres sont grands et le champ de

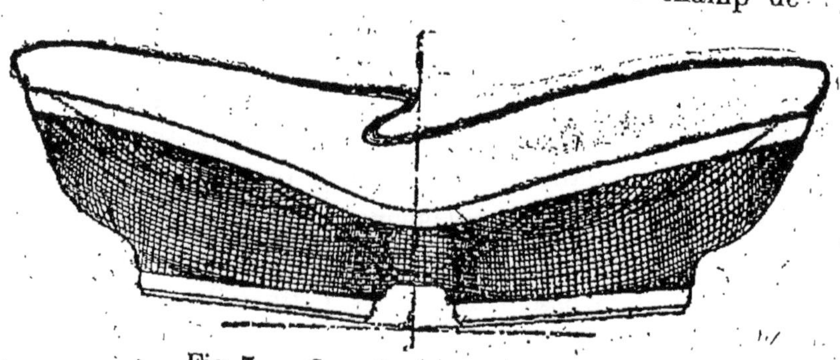

Fig. 7. — Lunettes contre les éclats.

vision est suffisant ; les grillages métalliques qui entourent ces verres sont larges et assez bombés, ce qui donne une chambre d'air assez grande pour que les yeux ne s'échauffent pas.

Avec des verres de 2 millimètres, ces lunettes pèsent à peu près 64 grammes ; leur prix est peu élevé.

Masques des forgerons et fondeurs. — Les forgerons et les fondeurs ont à redouter des projections de parcelles incandescentes. Il convient donc de protéger non seulement leurs yeux, mais le visage tout entier. L'emploi de lunettes seules serait alors insuffisant. On les remplace par un grillage en toile métallique cintrée, qui forme masque et se place devant la figure. On peut lui donner diverses formes.

Dans l'une, la toile métallique a la forme d'un demi-cylindre. Elle est fixée à une sorte de coiffe ou cloche formée de deux gros fils de fer et qui se place sur la tête de l'ouvrier.

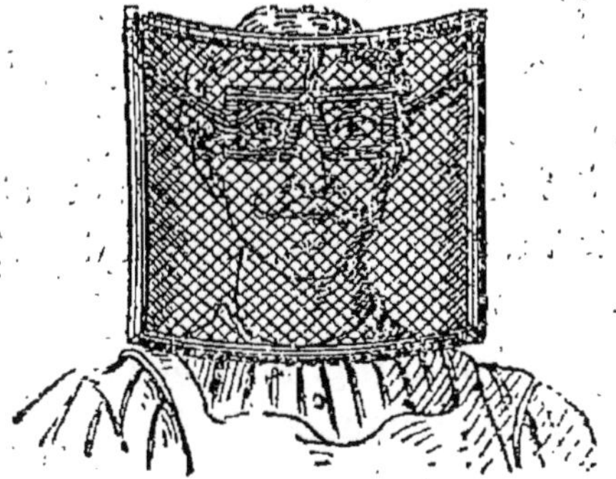

Fig. 8. — Masque Simmelbauer pour forgerons.

Un second modèle (fig. 8), dû à M. Simmelbauer, se compose d'une toile métallique cintrée, fixée au moyen de trois lames de tôle, à la monture des lunettes du même inventeur et à 6 centimètres environ de cette monture. Un cordonnet en cuir permet de le fixer derrière la tête. Ce masque pèse environ 100 grammes.

Pare-bavures Solviche.

Lorsqu'on ébarbe à la gouge les rivets qui servent à l'assemblage des pièces de charpente ou de chaudronnerie, les bavures détachées des rivets par le choc de la masse sur la gouje sont projetées quelquefois avec beaucoup de force et de vitesse et blessent les ouvriers au visage ou aux mains.

Pour protéger, en même temps que les yeux de l'ouvrier ébarbeur, les yeux des ouvriers qui travaillent dans son voisinage, ainsi que les autres parties du corps qui pourraient être atteintes, un ouvrier mécanicien du Creusot, M. Solviche, a inventé en 1895, un protecteur spécial auquel il a donné le nom de « *pare-bavures* »: Cet appareil, employé aux ateliers du Petit-Creusot, à Châlon-sur-Saône, y a donné complète satisfaction.

Le manche de la gouje G (fig. 9, 10 et 11), s'engage dans un anneau de caoutchouc A réglé à une hauteur convenable et qui supporte un crochet métallique B. A ce crochet s'agraffe la boucle C du pare-bavures proprement dit, D. Il est constitué par une lame métallique qui porte à sa base un épanouissement D', dont les bords se replient de manière à venir presque en contact avec la gouje. Entre celle-ci et l'épanouissement D', se trouve une petite lame dentée E, fixée au pare-bavures et qui agit à la fois comme entretoise et pour retenir les éclats détachés par l'outil.

Deux branches FF fixées au pare-bavures se replient l'une sur l'autre en formant une sorte de ceinture autour de la gouje.

On règle la hauteur de l'anneau de caoutchouc, de telle sorte que le bord inférieur du protecteur dépasse légèrement la tranché de la gouje. La boucle C possède un certain jeu sur l'agraffe B, ce qui permet l'action de la gouje sur les bavures.

Les éclats détachés, pressés ou enveloppés par le

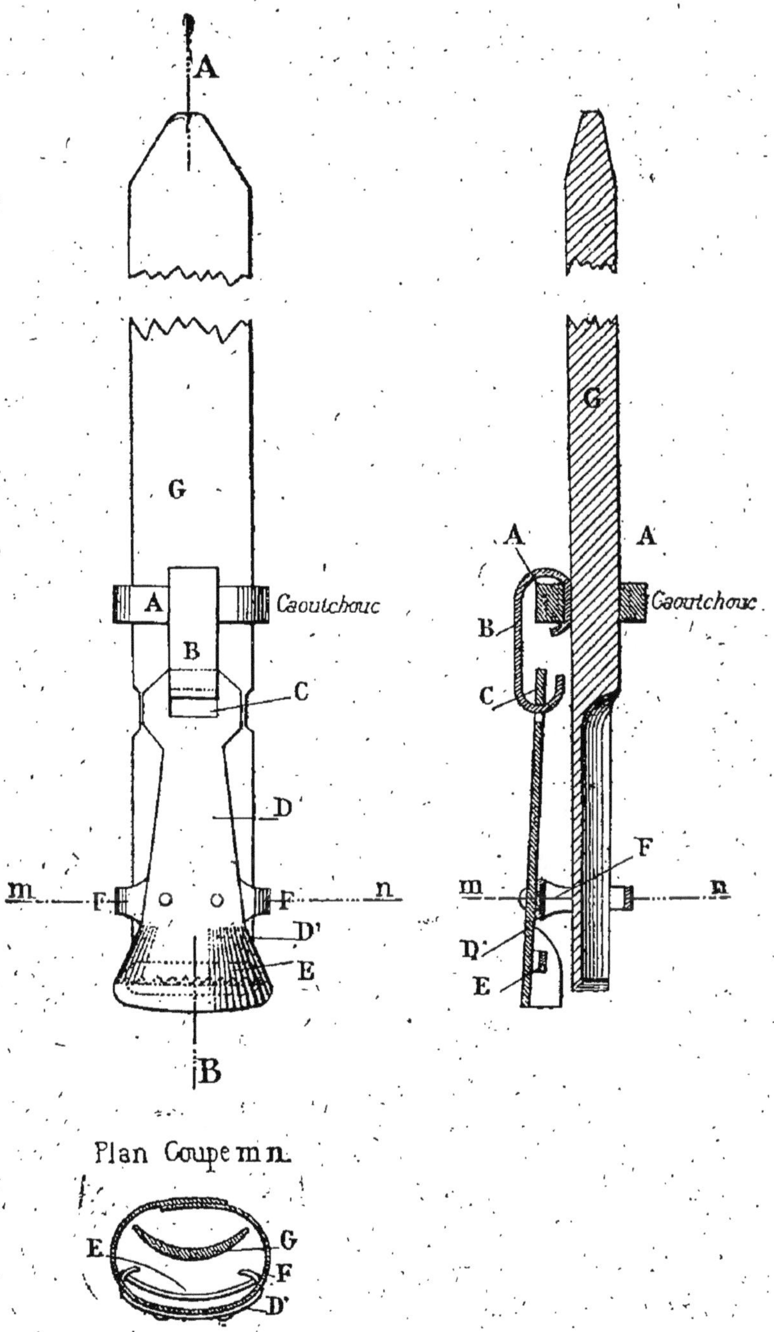

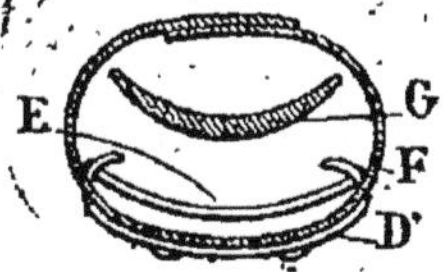

Fig. 9, 10 et 11. — Pare-bavures Solviche.

pare-bavures, sont retenus et ne peuvent être projetés dans l'atelier.

Ce petit appareil peut être construit en cuivre, en tôle ou en aluminium. Son prix est peu élevé : il ne gêne pas le travail et il assure une protection efficace.

Pare-éclats Lebrun.

C'est dans le même ordre d'idées que M. A. Lebrun, inspecteur départemental du travail dans l'industrie, a créé un nouveau protecteur qu'il a nommé « *pare-éclats* » des burineurs et ciseleurs, et qui est destiné à protéger les ouvriers contre les éclats de métal détachés par les burins, bédanes, ciseaux, etc... et projetés pendant le travail.

Ce petit appareil, très simple, appliqué dans plusieurs ateliers, y a donné de bons résultats.

Il se compose (fig. 12 et 13), d'une chape métallique A dont la face supérieure est prolongée d'un côté par une tige étroite et mince, *a*, formant en quelque sorte, le manche de l'appareil, et d'un écran B articulé sur les bords de la chape.

Sous le manche de celle-ci se trouve fixée une gaîne ou embrasse C, de cuir ou de caoutchouc. Cette embrasse enveloppe l'outil. Une ou deux pattes ou lanières D, passant en dessous, s'agraffent sur la tige au moyen d'un bouton à pression C et fixent solidement le protecteur sur l'outil.

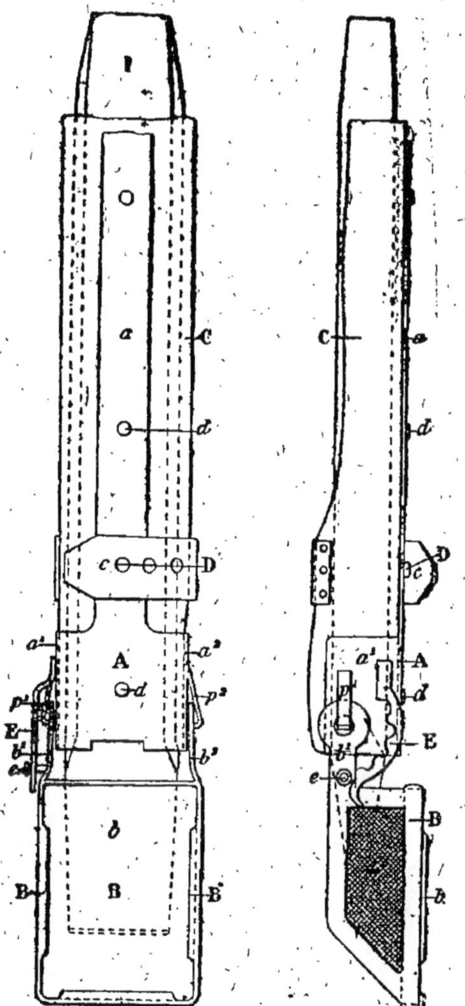

Fig. 12 et 13. — Pare-éclats, système Lebrun.

L'écran est garni, sur ses côtés, de toile métallique
et à sa partie supérieure d'une plaque de verre ou de

mica b, permettant de voir la pièce que l'on travaille et empêchant la projection des éclats. Cette plaque transparente est retenue dans une coulisse permettant son nettoyage ou son remplacement.

L'écran est maintenu sur les flancs a^1 et a^2 de la chape par deux petits pivots ou crochets p^1 et p^2 sur lesquels s'articulent les branches b^1 et b^2 de cet écran, lui laissant la liberté de se relever en arrière selon la position exigée par l'inclinaison de l'outil.

Les formes de l'écran varient, comme l'indiquent les figures 14, 15 et 16, selon le genre de travail et l'outil employé.

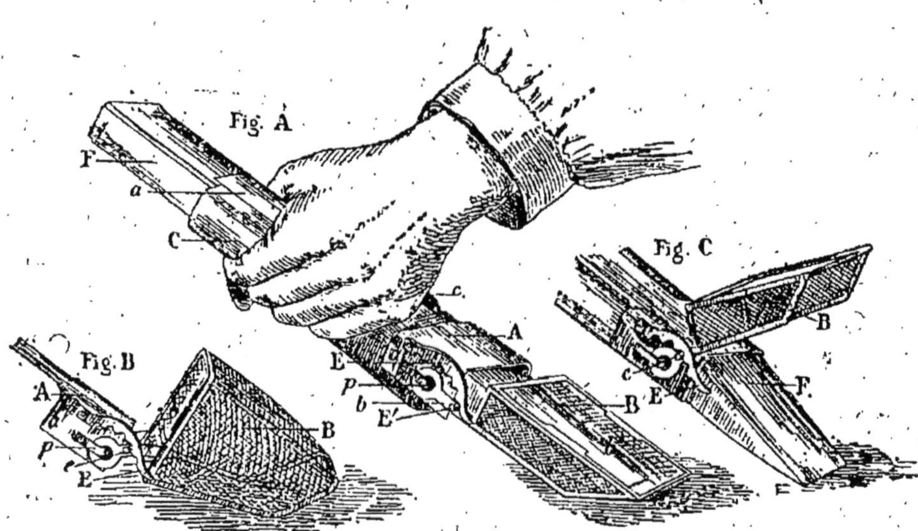

Fig. 14, 15 et 16. — Pare-éclats, système Lebrun.

Sur la face a^1 de la chape se trouve un arc à cré-maillère E, engrenant sur une petite goupille e fixée sur la branche b^1 de l'écran, de sorte que celui-ci se tient automatiquement dans l'inclinaison qui lui est donnée par l'ouvrier ou par la seule résistance des saillies de la pièce, sur le bec de l'appareil. Une simple pression du doigt fait retomber l'écran lorsque l'ouvrier veut l'abaisser tout à fait sur l'outil. Une disposition analogue peut être appliquée comme pare-éclats aux bédanes, tranches, ciseaux, etc,..

A l'aide de ce protecteur, dans lequel l'écran masque constamment le taillant de l'outil, les éclats formés pendant le travail sont arrêtés aussitôt que détachés et retombent sur la pièce ou à terre, sans que l'action de l'outil soit gênée. La protection est efficace non seulement pour l'ouvrier, mais encore pour ceux qui travaillent dans le voisinage.

Le faible poids de l'appareil n'ajoute à l'outil qu'une surcharge insensible, et n'augmente pas le travail de l'ouvrier. La mobilité de l'écran, grâce à son articulation, permet l'affûtage des outils sans démontage de la gaîne.

Pour remonter le pare-éclats sur un outil, il suffit de de déboutonner la patte D, d'introduire l'outil dans l'intérieur de la gaîne, en plaçant le taillant à peu près au milieu de l'écran, puis de resserrer fortement la patte D et l'agrafer sur le bouton c dans l'œillère convenable.

La Défense contre les Poussières

Considérations générales.

Le travail industriel place souvent les ouvriers dans une atmosphère chargée de poussières plus ou moins ténues, que l'on peut ranger en deux grandes classes : les poussières minérales et les poussières organiques.

Les premières se subdivisent elles-mêmes en poussières pierreuses, telles que celles de grès, quartz, silice, émeri, verre, etc., et en poussières métalliques, comme celles de plomb, fer, cuivre, zinc, mercure, etc.

Quant aux poussières organiques, elles sont végétales : farine, fécule, amidon, lin, chanvre, coton, etc., ou animales : corne, poil, crin, soie, cuir, etc,..

Toutes ces poussières sont dangereuses, à des degrés divers ; toutes vicient l'atmosphère de l'atelier. Depuis longtemps leur influence fâcheuse sur la santé des ouvriers a été signalée et leur action nocive est mise aujourd'hui hors de doute par les savants travaux des hygiénistes.

Les unes sont toxiques par elles-mêmes, comme celles de mercure, de plomb, d'arsenic. D'autres transportent avec elles des germes infectieux, ce qui arrive souvent avec les chiffons, les peaux, les tapis. Certaines, principalement parmi les poussières minérales, agissent en raison de leur dureté, par leurs arêtes coupantes, leurs pointes aiguës, pour percer ou rayer les muqueuses et ouvrir ainsi les portes de l'organisme aux germes pathogènes. C'est ainsi qu'elles peuvent engendrer les diverses affections pulmonaires.

Toutes ces poussières, d'ailleurs, pénètrent non seulement dans les voies respiratoires, mais aussi dans les voies digestives, qu'elles peuvent également affecter.

Il est donc nécessaire de soustraire les ouvriers, par des procédés efficaces et appropriés, à l'absorption de ces poussières.

Dans certains cas il est possible d'en empêcher la production en faisant intervenir l'eau. C'est ce qui a lieu dans un certain nombre d'opérations d'aiguisage et de polissage. Toutes les fois qu'il sera possible d'appliquer ce procédé, on devra y recourir.

Mais un grand nombre de travaux ne peuvent pas être exécutés par la voie humide ; la poussière se produit alors nécessairement et il s'agit d'en débarrasser l'ouvrier. Depuis quelques années surtout, cette lutte a été entreprise avec énergie ; elle a déjà donné d'excellents résultats.

Le meilleur procédé qu'on puisse employer est la ventilation. On peut l'appliquer de deux manières : soit par ventilation générale de l'atelier, soit par ventilation locale de chaque machine productrice de poussière.

On doit recourir à la ventilation générale de l'atelier lorsqu'il s'agit de combattre simplement les causes normales de viciation de l'air, provenant de la respiration des ouvriers, de leur entassement dans des locaux restreints, des appareils de chauffage et d'éclairage.

Mais, lorsqu'il s'agit de combattre les poussières produites par le travail, cette ventilation générale, si elle est employée seule, est insuffisante et peut-être plus nuisible qu'utile.

Elle a, en effet, pour résultat, d'agiter constamment les poussières, de les disséminer dans l'atelier, de les mêler intimement à l'air que respirent les ouvriers. Elle facilite ainsi l'absorption de tous les germes.

La meilleure solution réside dans une ventilation locale qui, par une aspiration efficace, saisit les poussières au point même où elles se forment et les entraîne, par une canalisation étanche, dans un collecteur spécial. Un grand nombre d'installations de cette nature ont déjà été faites et ont donnés d'excellents résultats.

Nous signalerons également les essais entrepris pour la précipitation des poussières, même tenues, par la vapeur d'eau. Dans une grande fabrique de céruse de Paris, cette méthode est appliquée depuis plusieurs années avec un succès complet.

Mais, dans beaucoup d'installations industrielles, l'aspiration des poussières n'est pas organisée, soit qu'on ait rencontré une difficulté ou une impossibilité matérielle, soit pour toute autre cause.

Il faut alors recourir aux précautions individuelles pour soustraire les ouvriers à l'absorption des poussières. Ces précautions résident dans l'emploi de *masques-respirateurs.*

Jusqu'à ces dernières années, l'usage de ces masques s'était peu répandu dans les ateliers.

Dans la plupart des cas, les ouvriers qui se trouvent en présence d'un dégagement de poussières trop abondant et incommode pour eux, se contentent d'attacher leur mouchoir devant la bouche et le nez; cette sorte de bâillon, très gênant pour eux, est la seule mesure de précaution qu'ils prennent.

Quelquefois aussi on emploie une éponge humide appliquée sur la bouche et le nez, et attachée au cou de l'ouvrier par un cordonnet de caoutchouc. Lorsque cette éponge est trop chargée de poussières, on la lave dans un seau d'eau.

Cependant, et depuis assez longtemps déjà, un grand nombre de types de masques-respirateurs ont été proposés. Après celui de Gosse (de Genève), sont venus ceux de Lœb, du docteur O'Connor, de Wolff, du docteur Layet qui, en 1878, a posé le principe d'une chambre à air interposée entre le visage et la matière filtrante, pour empêcher l'échauffement de la figure. Les masques Poirel, Henrot, Appert, doivent aussi être mentionnés.

L'emploi de tous ces appareils ne s'est pas répandu parce que la plupart sont incommodes à porter un peu longtemps, qu'ils échauffent le visage et qu'ils gênent la respiration. De plus, leur application sur la figure ne se fait pas d'une manière parfaite, de sorte que l'arrivée des poussières au nez et à la bouche n'est pas complètement interceptée.

Lunettes contre les poussières, vapeurs et gaz irritants.

On n'a pas cherché seulement à défendre, contre l'action des poussières nocives, les organes digestifs et respiratoires des ouvriers. On a dû aussi se préoccuper de défendre les yeux contre les effets de certaines poussières, des vapeurs et des gaz irritants. Il est nécessaire alors d'enfermer les yeux dans une capacité hermétiqaement close. Il est impossible de songer à établir autour d'eux une circulation d'air ; on doit se résigner à subir leur échauffement, plutôt que de les exposer à des inflammations qui peuvent devenir dangereuses.

Les lunettes spéciales du type Simmelbauer donnent encore, dans ce cas, de bons résultats. Leur monture métallique est remplacée par une monture en cuir emboîtant bien le contour des yeux ; les verres, placés à une certaine distance des globes oculaires, créent une chambre d'air assez vaste qui retarde et diminue l'échauffement.

M. le docteur Détourbe a également approprié son type de lunettes d'atelier à la protection contre les poussières. La base d'application est alors bordée (fig. 17 et 18) d'un ruban de feutre épais qui en garantit l'étanchéité. Étant destinées à être portées avec le masque-respirateur contre les poussières du même inventeur, elles ont été construites en conséquence. L'échancrure nasale est bordée aussi d'un ruban de feutre.

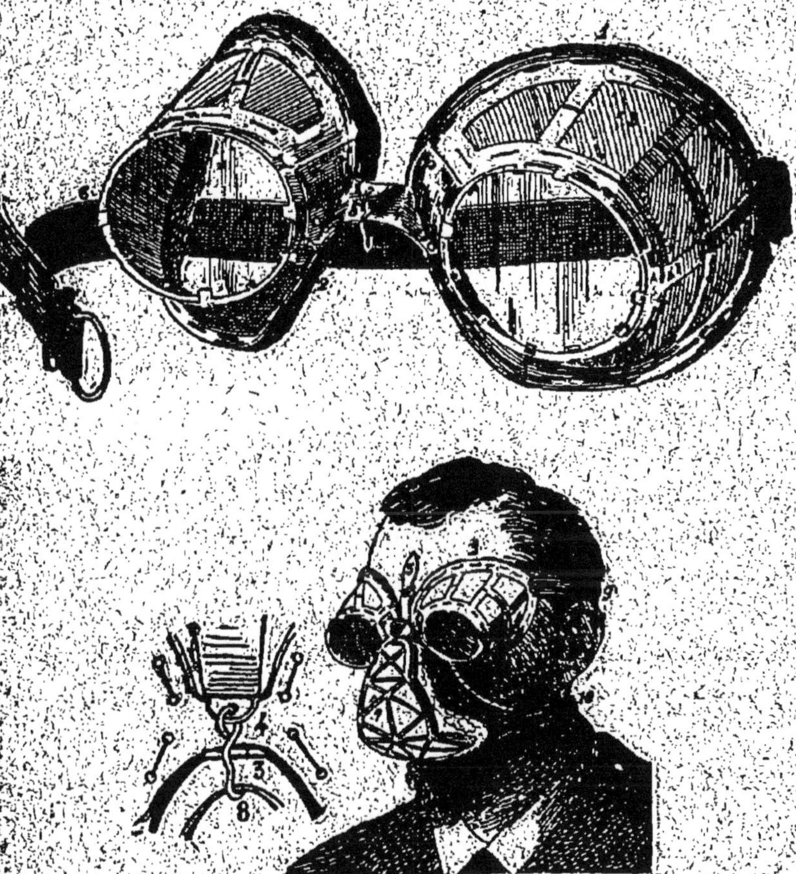

Fig. 17 et 18. — Lunettes du Dr Delourbe contre les poussières.

L'écartement des verres, au lieu d'être de 25 millimètres comme dans le cas des lunettes pour éclats et projections, est de 38 millimètres.

Les parois de la chambre à air sont formées d'une toile de lin, perméable à l'air et à la vapeur d'eau, mais imperméable aux poussières.

Le raccordement de ces lunettes avec le masque-respirateur se fait au moyen d'un crochet solide et commode à appliquer.

Les nouveaux masques-respirateurs contre les poussières.

L'imperfection des appareils dont on disposait jusqu'alors décida, en 1893, l'Association des Industriels de France contre les accidents du travail à ouvrir un concours pour la création de bons masques-respirateurs contre les poussières. Les résultats de ce concours, soit immédiats, soit à la suite de perfectionnements ultérieurs, ont doté l'industrie de deux bons modèles de masques-respirateurs, dont l'emploi dans les ateliers se propage de plus en plus.

Ces deux modèles sont celui de M. Détroye, médecin-vétérinaire de la ville de Limoges, et celui de M. le docteur Détourbe.

Masque respirateur Détroye.

Le masque respirateur de M. Détroye est divisé en deux parties séparées, l'une pour le nez, l'autre pour la bouche.

Amené à concevoir ce respirateur à la suite de recherches sur l'action nocive des poussières des fabriques de porcelaine, M. Détroye l'avait tout d'abord limité au respirateur nasal, les ouvriers lui ayant déclaré qu'ils avaient besoin d'avoir la bouche libre pour souffler sur leurs pièces. Mais il en résulterait l'obligation, lorsqu'on ne souffle pas, de tenir la bouche fermée, ce qui n'est pas toujours possible, par exemple

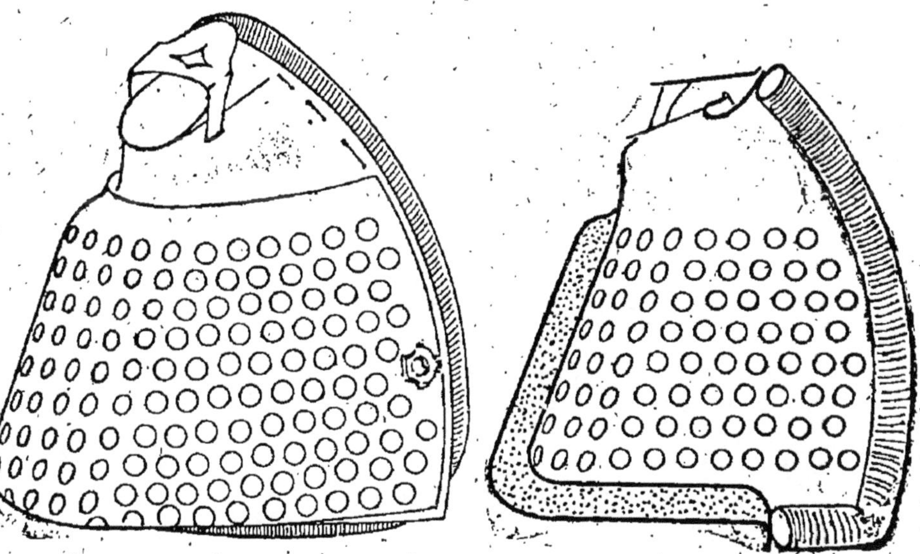

Fig. 19. — Vue latérale. Fig. 20. — Coupe du Respirateur nasal Détroye.

si l'on est enrhumé du cerveau. D'où la nécessité d'adjoindre au respirateur nasal un respirateur buccal.

Le respirateur nasal se compose (fig. 19 et 20) d'un logement approprié destiné à emboîter le nez. Les parois horizontales et latérales sont percées d'un grand nombre de petits trous, formant une sorte de grillage, sur lequel doit reposer la couche filtrante d'ouate. Cette première partie, intérieure, du respirateur, est recouverte d'une seconde partie, extérieure, qui s'emboîte exactement sur la première tout en laissant entre elles un petit espace libre et s'y fixe au moyen de deux petites clefs ; elle est également percée d'une série de petits trous. C'est entre ces deux parties métalliques largement ajourées que se trouve maintenue la couche d'ouate. Pour la changer, quand il est nécessaire, il suffit de retirer la moitié extérieure, en tournant les clefs. Le masque est en aluminium. Une bordure en caoutchouc pneumatique lui permet de s'appliquer doucement et complètement sur le visage. Sur la partie haute est disposée une petite soupape à charnière,

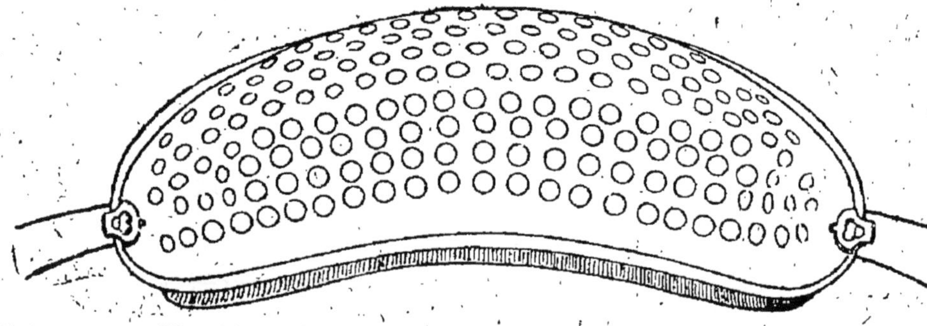

Fig. 21. — Vue de face du Respirateur buccal Détroye.

pour l'évacuation de l'air expiré. Un cordonnet en caoutchouc permet la fixation du masque, qui est construit en plusieurs types de grandeurs différentes, afin de s'appliquer aux divers visages. Le poids moyen est de 15 grammes environ.

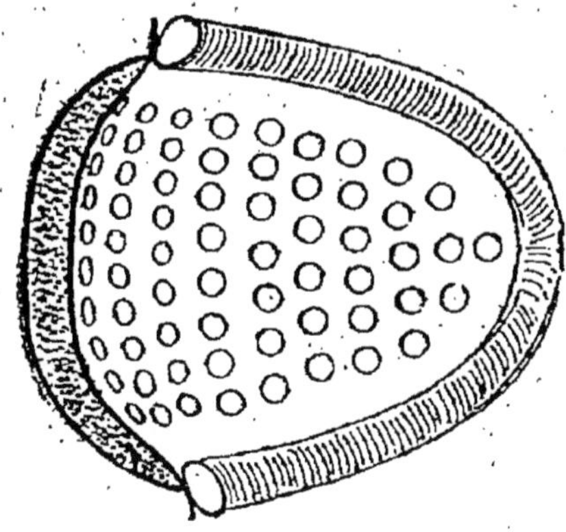

Fig. 22. — Vue de côté du Respirateur buccal Détroye.

Le respirateur buccal est basé sur les mêmes principes que le respirateur nasal. Il se compose (fig. 21 et 22) de deux parties métalliques largement ajourées, rendues solidaires ou séparées à volonté par de petites clefs de serrage. Entre ces deux parois perforées se trouve un vide occupé par la ouate filtrante. La forme générale est celle d'un rectangle à bords arrondis et présentant la courbure nécessaire pour s'appliquer sur le contour de la bouche, avec interposition d'une garniture en caoutchouc pneumatique. Comme le respirateur nasal, le respirateur buccal est en aluminium. En enlevant les deux clefs ou goupilles qui réunissent les deux cadres, ceux-ci se séparent et l'on peut changer le coton interposé entre eux.

Le poids total des deux masques réunis est d'environ 30 grammes.

Mis en essai dans les ateliers, ce type de respirateur a donné de bons résultats et a été fort bien accueilli par les ouvriers.

Masque respirateur Détourbe.

Le masque respirateur de M. le docteur Détourbe, également en aluminium, afin d'être plus léger, est en une seule pièce, formé de deux parties articulées par une charnière. Il protège à la fois la bouche et le nez.

La partie intérieure, fixe, s'applique par sa base sur le visage de l'ouvrier. La ligne d'application de ce masque sur la figure a été étudiée avec beaucoup de soin et constitue la partie la plus heureuse et la plus caractéristique du respirateur Détourbe. Elle résulte de l'étude comparative des dimensions de la figure humaine, étude faite sur un grand nombre de sujets. Cette ligne présente une certaine complexité, nécessaire pour obtenir une bonne adaptation sur le visage.

A la partie supérieure se trouve (fig. 23, 24 et 25) la courbe naso-maxillo frontale. Elle est horizontale et décrit une demi-circonférence. Viennent ensuite, à droite et à gauche, les courbes latérales. Elles regardent en arrière, un peu en haut et en-dehors et

présentent une légère concavité en dedans. Deux petits
bords droits, dirigés verticalement, leur font suite et

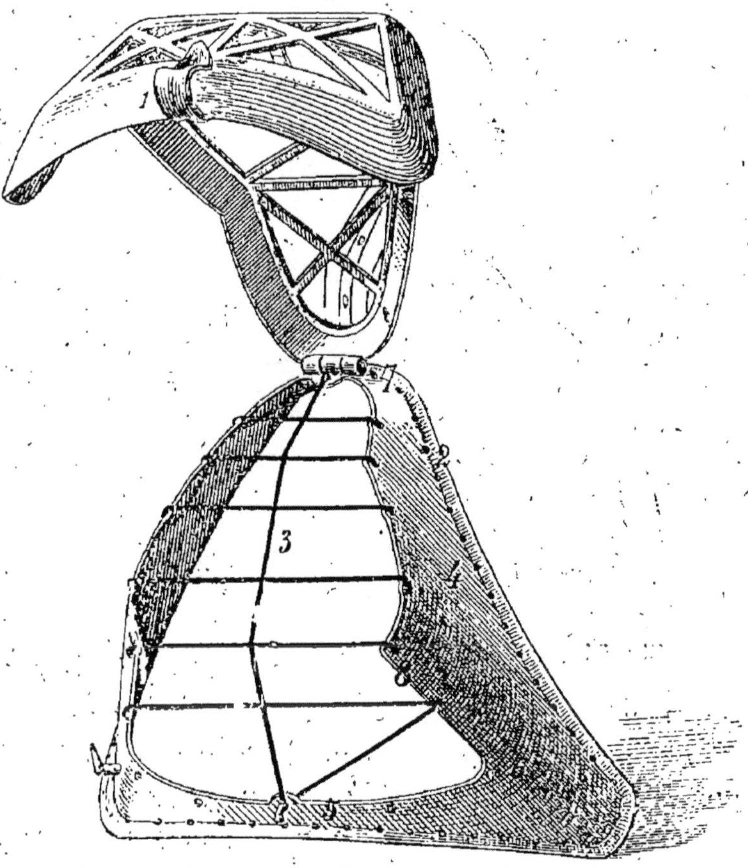

Fig. 23. — Masque Détourbe non garni et ouvert.

regagnent la courbe sous-labiale, qui achève inférieurement le profil. Cette courbe décrit un peu moins d'un
demi-cercle et son plan est relevé de 15 degrés sur
l'horizontale. Tout le contour de la base est garni d'une

bande de feutre qui assure l'application hermétique sur le visage.

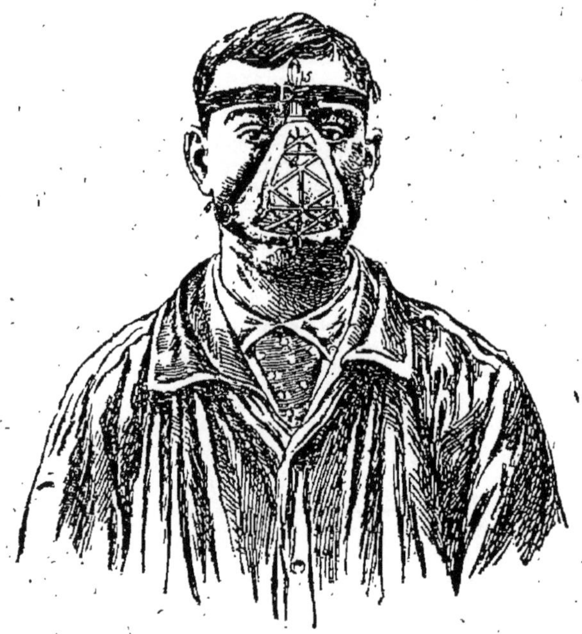

Fig. 24 — Masque Détourbe adapté au visage.

De la ligne d'application partent les parois pleines, en aluminium, de cette première moitié du masque. Elles s'écartent du visage, de manière à laisser en avant de la bouche et du nez une chambre d'air suffisante. Cette chambre se termine par un large orifice d'aspiration de l'air extérieur, ayant la forme d'un triangle isocèle, à base horizontale légèrement incurvée et à sommet supérieur. Ce triangle est brisé, dans sa hauteur, suivant trois plans se raccordant à angles obtus. L'orifice est fermé par un treillis en fil élastique.

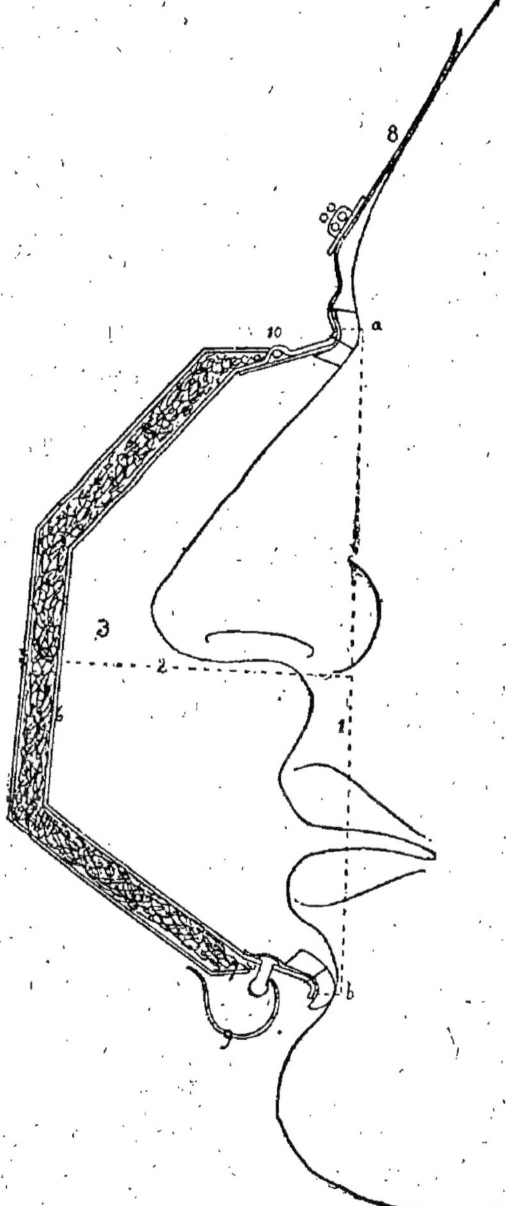

LÉGENDE

a Angle supérieur. *b* Angle inférieur. 1. Hauteur. *a b* Hauteur faciale (bouche ouverte de 5 millimètres) et hauteur de la partie métallique du masque. *c d* Hauteur du masque (feutre compris). 2. Profondeur. 3. Chambre à air. 4. Chambre filtrante et ouate. 5. Porte treillissée. 6. Treillis postérieur. 7. Intervalle vide de 2 millimètres entre le pourtour de la porte treillissée et le masque. 8 Lévier. 9. Anneau. 10. Charnière.

Fig. 25. — Coupe médiane verticale du masque Détourbe.

à larges mailles, sur lequel doit reposer la couche filtrante de coton non hydrophile, de 5 millimètres d'épaisseur.

Ce coton est maintenu en place par la seconde moitié du masque, articulée supérieurement par une charnière à la moitié intérieure. Elle s'emboîte sur cette moitié et s'accroche à elle au moyen d'un petit ressort placé à la partie inférieure. Elle présente le même orifice libre, occupé par un treillis en aluminium, et qui maintient extérieurement la couche de coton. Un vide de 2 millimètres existe entre les bords des deux moitiés du masque et c'est dans cet espace que la couche de coton est pincée et fixée.

Lorsqu'on veut changer la couche filtrante, on décroche inférieurement la partie mobile du masque et on la relève en la faisant pivoter autour de la charnière supérieure (fig. 24).

La partie pleine intérieure du masque est garnie d'une étoffe de laine caoutchoutée destinée à empêcher la condensation de la vapeur d'eau au contact du métal.

Pour fixer ce masque sur le visage, on emploie deux bandes élastiques. L'une prend son point d'appui sur un ressort placé dans l'axe et en prolongement du masque, elle contourne la tête au dessus des oreilles (fig. 25) et vient s'attacher à une agrafe fixée au ressort. L'autre, fixée à l'un des bords inférieurs du masque, passe au dessous des oreilles, contourne la nuque et vient s'agrafer au second bord inférieur.

L'appareil complet et garni pèse, en moyenne,

75 grammes. Il est construit en trois dimensions différentes, afin de pouvoir s'adapter à tous les visages.

Avantages d'un bon masque-respirateur.

Afin de montrer quels excellents résultats peut pro-
duire l'usage régulier d'un bon masque-respirateur
contre les poussières, nous croyons devoir reproduire
ici une note publiée dans le *Génie civil*, par M. Bri-
cogne, alors ingénieur en chef du chemin de fer du
Nord, sur des essais qu'il avait effectués dans les ateliers de la Compagnie avec un masque du système
Détourbe :

« La dernière application que nous avons faite de
ce masque nous a fournis des résultats presque inespé-
rés. Il s'agit d'un homme occupé au broyage des couleurs, âgé de 46 ans, qui est attaché à la Compagnie du
Nord depuis 1877, mais qui était peintre en bâtiments
avant d'y entrer. Depuis plus de quinze ans, cet ouvrier
travaille dans un air saturé de poussières de sels de
plomb et se trouve exposé à leur absorption :

« Comme sa santé, fort altérée, l'obligeait à de fréquentes absences, on lui a fait observer que, pour pouvoir continuer à travailler, il devait faire usage d'un
masque-respirateur contre les poussières, ce qu'il n'ac-
cepta qu'avec une sorte de répugnance.

« Le docteur Détourbe, au moment de prendre mesure
« du masque qui lui était destiné, constata que cet ou-

« vrier avait les gencives altérées, marquées d'un liseré
« bleu, qu'il était atteint d'amaigrissement, de dyspep-
« sie saturnine, de maux de reins, de céphalalgie, de
« tremblements des mains, de faiblesse musculaire gé-
« nérale, c'est-à-dire qu'on se trouvait en présence d'un
« cas de paralysie saturnine à son début, puisqu'elle
« affectait particulièrement les membres supérieurs.

« Lorsque le masque lui fut remis (20 juillet 1895),
« cet ouvrier pesait 51 kilogrammes. Il a déclaré, à ce
« moment, avoir maigri de 7 kilogr. 500 depuis deux
« ans et ressentir de fréquentes douleurs dans les join-
« tures des jambes et des bras. Sa force musculaire a
« été mesurée ; il ne soulevait qu'avec difficulté, à bras
« tendu, un poids de 13 kilogrammes.

« Le travail dont les broyeurs de couleurs sont char-
« gés consiste, non seulement a réduire en poudre les
« différents sels de plomb qui composent les couleurs
« employées dans la peinture du matériel roulant,
« mais encore à les mélanger avec de l'essence de téré-
« benthine pour obtenir les pâtes dont se servent les
« peintres ; or, l'odeur forte et désagréable qui se dégage
« des produits pendant la durée de l'opération des mé-
« langes, occasionne pour l'ouvrier un véritable malaise
« qui va parfois jusqu'à l'étourdissement. La première
« chose que cet ouvrier constata fut que le masque
« s'oppose à l'infiltration des odeurs. D'autre part,
« lorsqu'il eut à broyer du minium, il remarqua, en
« retirant le masque à l'heure des repas, que cette appa-
« reil, couvert d'une couche de substance rouge à l'ex-
« térieur, était resté blanc à l'intérieur. A partir de ce

« moment, il comprit le service que le masque pouvait
« rendre, et il prit même dès lors la précaution de se
« laver les mains avant chaque repas.

« Du 20 juillet au 20 décembre, l'ouvrier fut pesé
« quatre fois : le 7 septembre, son poids était de 52 kilo-
« grammes 200, montrant ainsi une augmentation de
« 1 kilog. 200 ; le 26 octobre, il était de 53 kilog. 500 ;
« le 27 novembre, de 54 kilogr. et le 20 décembre, de
« 54 kilogr. 120. En cinq mois, il avait donc regagné le
« poids qu'il perdait chaque année.

« Aujourd'hui, il reconnaît que les accès de coliques
« sont de plus en plus écartés, que sa force musculaire
« a augmenté, qu'il soulève à bras tendu, 14 kilogr.
« au lieu de 13 kilogrammes, que les douleurs des bras
« ont complètement disparu et que celles des jambes ne
« sont plus qu'intermittentes. De plus, le liseré bleuâtre
« des gensives est en partie effacé et celles-ci tendent
« à reprendre leur couleur normale. Enfin il déclare
« que son état général est des plus satisfaisant.

« Grâce à l'usage seul du masque-respirateur contre
« les poussières, cet ouvrier, qui parraissait irrémédia-
« blement perdu, va donc, en moins d'un an, recou-
« vrer la santé dont il jouissait il y a quinze ans au
« moment où il embrassait cette profession qui est
« classée parmi les plus dangereuses ».

Lunettes pour travaux au feu.

Les ouvriers sont exposés, dans certains travaux, au

rayonnement de la flamme, de masses incandescentes ou en fusion (verreries, industrie métallurgique, etc..). Il est nécessaire de leur protéger les yeux contre l'action trop vive du rayonnement. On doit tenir compte alors, non seulement de la forme de la monture, qui devient moins importante, mais surtout de la couleur du verre. Des expériences comparatives suffisantes n'ont pas encore permis d'établir quelles sont les nuances les plus convenables à adopter pour les divers travaux au feu. Il semble cependant, jusqu'ici, que les verres fumés sont ceux qui donnent les meilleurs résultats. Il suffira, dans les lunettes du type Simmelbauer, de substituer aux verres blancs des verres de couleur. M. le docteur Détourbe construit aussi des lunettes pour cette destination spéciale. Ses lunettes contre la lumière trop intense ne diffèrent des lunettes contre les éclats que par la garniture des parois de la chambre à air. Ces parois sont formées d'une toile de lin noire, perméable à l'air et à la vapeur d'eau, mais ne laissant pénétrer que faiblement les rayons lumineux. Les verres sont fumés, de teinte aussi neutre que possible ; leur coloration, d'ailleurs, pourrait varier suivant la nature de la lumière dont on devrait se garantir.

Exemple de ventilation locale par aspiration des poussières.

Nous avons dit que le meilleur moyen à employer

pour soustraire les ouvriers à l'action nocive des poussières réside dans une ventilation locale, qui, saisissant les poussières au point même où elles se forment, les entraîne avant qu'elles puissent arriver jusqu'aux ouvriers. Nous donnons, comme exemple d'application de ce procédé, un dispositif ingénieux, dû à M. A. Dormoy, directeur des forges et fonderies de Sougland (Aisne), et appliqué par lui à l'émaillage des pièces de fonte.

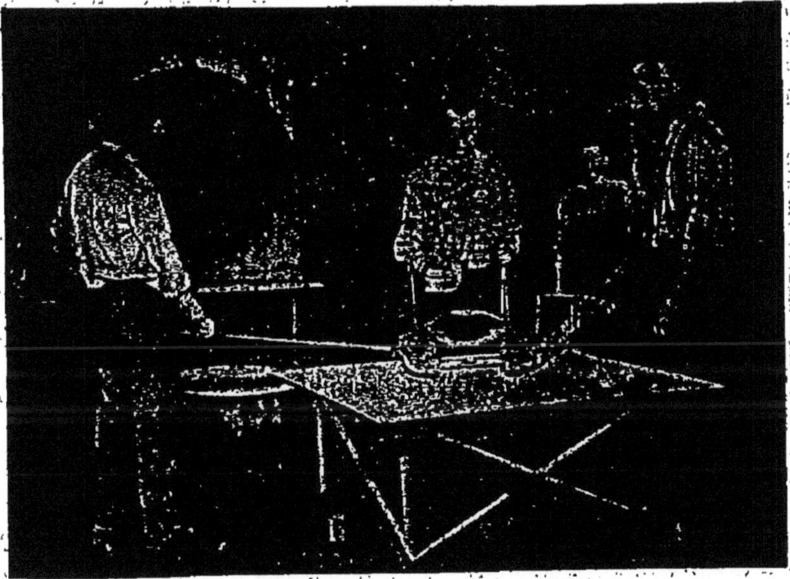

Fig. 26. — Émaillage à la main suivant la méthode ordinaire.

Les émaux le plus généralement employés pour ce travail, sont des émaux à base de plomb. On les pulvérise, puis on les tamise sur les pièces, préalablement portées au rouge (fig. 26). On comprend que dans ce travail, les ouvriers ne puissent échapper à l'absorption des poussières plombiques et à l'empoisonnement saturnin qui en est la conséquence. On a bien tenté l'emploi des masques-respirateurs, mais il n'a donné que des résultats imparfaits ; d'une part, en raison du rayonnement ardent des fours et des pièces en travail,

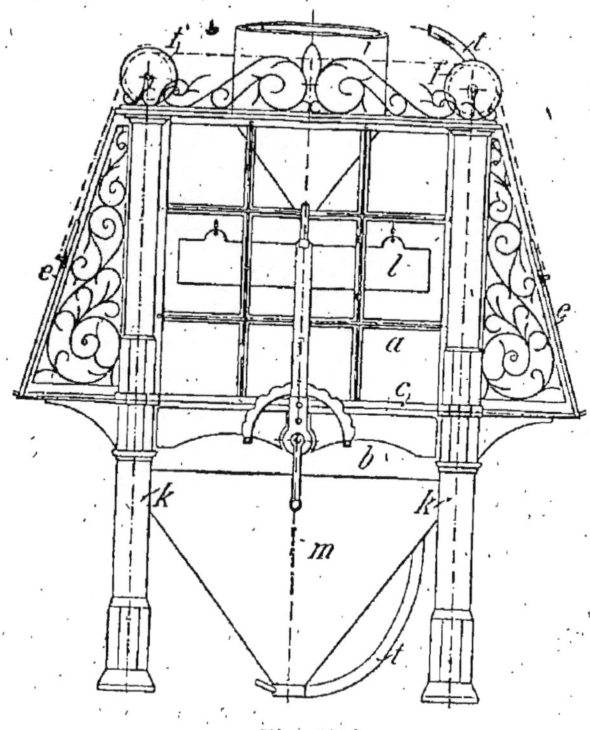

Fig. 27.

Fig. 27 à 32. — Élévations et coupes de la machine à émailler, système Dormoy.

rayonnément qui rendait insupportable aux ouvriers la présence d'un masque, même très léger ; et, d'autre part, parce que l'absorption des poussières de plomb se fait non seulement par le nez et la bouche, mais aussi par les pores de la peau.

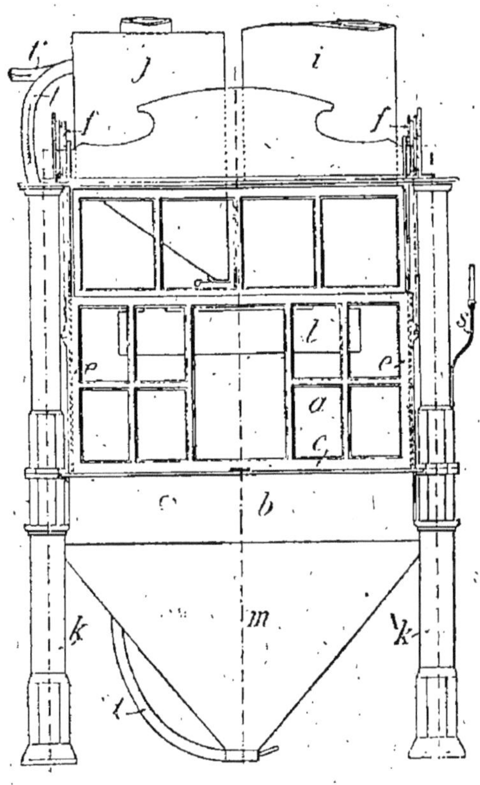

Fig. 28

La solution, très heureusement réalisée par M. Dormoy, et qui lui a valu du jury de l'Exposition un Grand Prix, consistait donc à empêcher les poussières de se répandre autour des ouvriérs pendant l'émaillage. Voici comment ce résultat est obtenu :

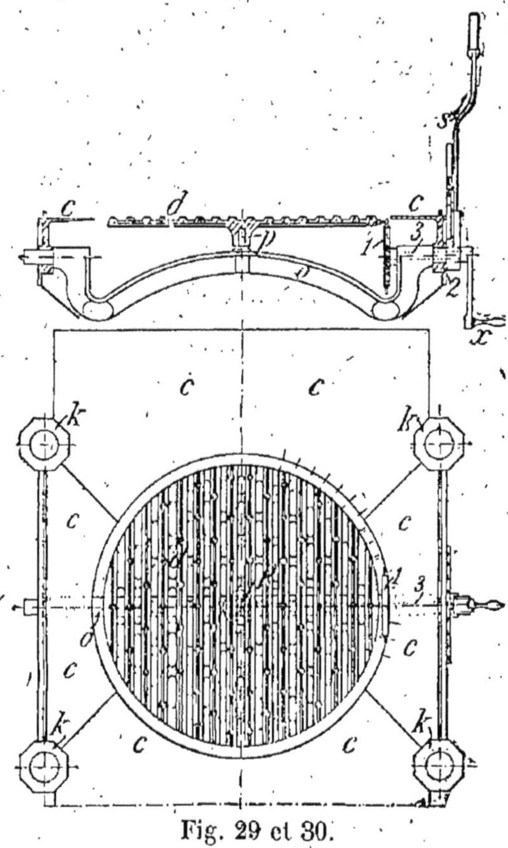

Fig. 29 et 30.

L'appareil (1) dont nous avons donné la description dans le *Génie civil,* se compose (fig. 27 et 28)

(1) Voir le *Génie civil.* tome XXXIII, nᵒ 4.

d'une cage en deux parties, *a* et *b*, séparées l'une de l'autre par une plate-forme tournant *d* (fig. 29, 30, 31 et 32) dont nous parlerons plus loin.

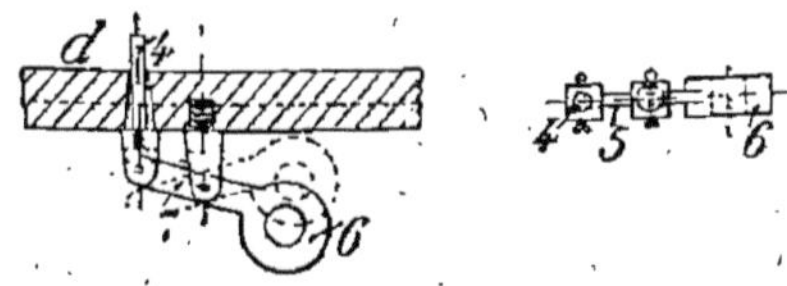

Fig. 31 et 32.

Sur deux faces opposées de la partie supérieure *a* de cette cage à émailler, sont disposées deux postes à coulisses *e*. Ces postes sont réunis par deux chaines Galle passant sur 4 galets *f*; elles s'équilibrent et glissent sur 4 grandes consoles. Les joints sont rendus hermétiques par un dressage très soigné des surfaces en contact et par une nervure latérale des portes.

La cage ainsi constituée, et dans laquelle s'effectueront les opérations de l'émaillage présente donc deux faces latérales verticales et deux faces latérales inclinées. Afin qu'on voie bien l'intérieur de la cage, la partie supérieure de celle-ci est largement vitrée. Des portes de visite ont été ménagées sur les faces verticales.

Dans le plafond de la cage, se trouvent deux ouvertures circulaires; l'une est destinée à une cheminée d'appel *i*, qui aspire les poussières d'émail; dans l'autre passe un réservoir distributeur *j*, dont la partie inférieure, en forme de cône, est fermée par un clapet qui s'ouvre vers l'extérieur.

La partie inférieure b de la cage se termine par une trémie m, en forme d'entonnoir, dans laquelle tombe l'émail qui ne reste pas sur la pièce en traitement. Du bas de cette trémie part un tube t de petit diamètre, par lequel un ventilateur aspire l'émail tombé dans la trémie et le ramène dans le réservoir supérieur j. La brusque détente qui résulte de la très grande différence de section du tube et du réservoir fait tomber à la partie inférieure de ce dernier les petits cristaux d'é-mail, tandis que la fine poussière est entraînée par le tuyau d'aspiration, puis recueillie au dehors.

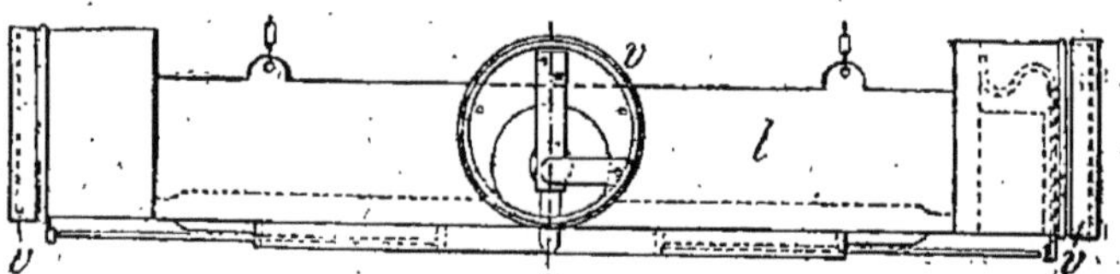

Fig. 33. — Tamis distributeur.

Au dessous du clapet disposé à la partie inférieure du réservoir se trouve placé un tamis distributeur l (fig. 33, 34, 35 et 36) sur lequel le clapet, en s'ou-vrant, laisse tomber l'émail. L'expérience a prouvé que si ce tamis était composé d'une seule toile, à fines ouvertures, l'émail se tasserait sur cette toile et ne passerait pas convenablement à travers, alors même que l'on imprimerait des vibrations au tamis. Aussi a-t-on composé celui-ci de plusieurs toiles métalliques superposées q, à larges mailles, serrées entre deux armatures u. Ces armatures sont formées par des cou-ronnes concentriques, réunies par des entretoises radiales destinées à empêcher la flexion des toiles et à leur maintenir une rigidité suffisante.

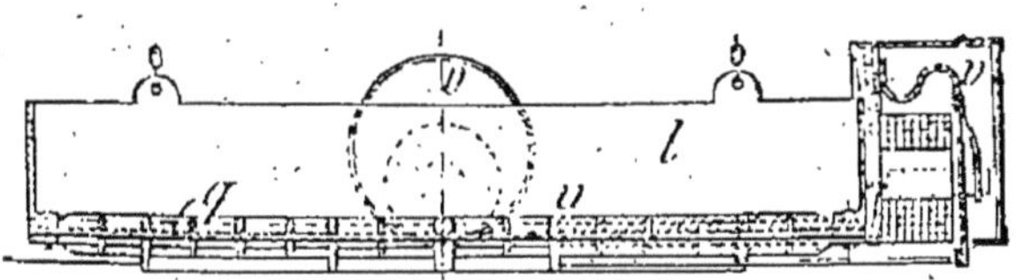

Fig. 34. — Coupe XY.   Fig. 35. — Coupe YY'

Les chocs nécessaires au tamisage sont obtenus au moyen de quatre frappeurs électriques v, actionnés par un courant de 40 watts. Les marteaux frappent sur des tiges qui aboutissent à deux couronnes de l'armature inférieure, dont l'une est voisine du centre. La répartition de l'émail est ainsi plus uniforme que si l'on frappait seulement à la périphérie du tamis. On fait varier l'intensité des chocs au moyen d'un rhéostat. L'ouvrier met en mouvement les frappeurs en appuyant le pied sur une pédale.

A l'intérieur de la cage, au dessous du tamis et à la hauteur de la couronne c, se trouve disposé le plateau mobile d (fig. 31, 32 et 33) qui doit recevoir les pièces à émailler.

Ce plateau est en fonte, d'une seule pièce et ajouré. Il est supporté par un pivot central p reposant dans une crapaudine pratiquée dans le balancier o. La face supérieure porte un certain nombre de nervures parallèles, laissant entre elles des rainures dont l'espacement est celui des dents de fourches en fer qui servent à dé-

poser les pièces sur le plateau et à les retirer après
l'émaillage.

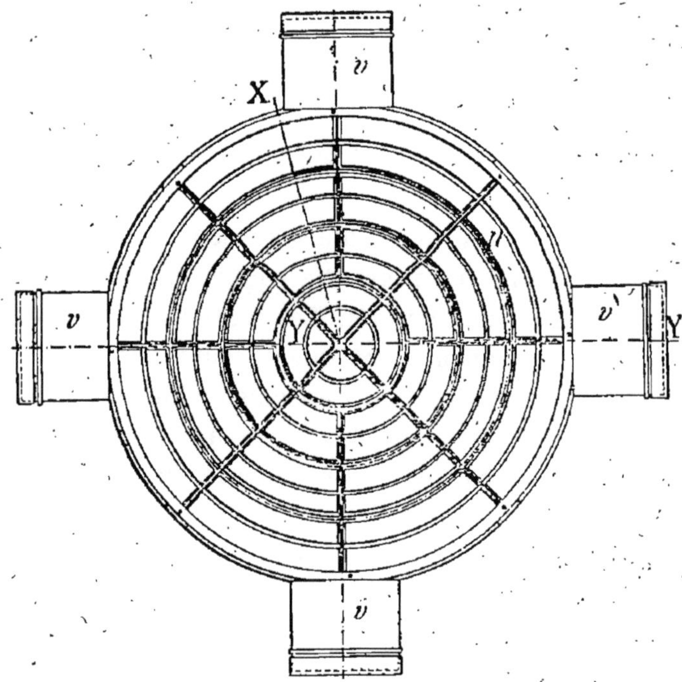

Fig. 36. — Plan du tamis distributeur.

Un mouvement de rotation et un mouvement d'oscillation peuvent être imprimés à ce plateau.

Pour obtenir le mouvement de rotation, on a disposé,
à la circonférence du plateau, des broches radicales qui
engrènent avec les dents d'un petit pignon **1** monté sur
un arbre **3** que reçoit le tourillon **2** du balancier **o**. En

agissant sur la manivelle **x**, on imprime ainsi au plateau un mouvement de rotation.

Quant au mouvement oscillant, il s'obtient en agissant sur un levier **s** calé sur le tourillon **2**. Ce levier porte un frein à ressort appuyant sur un secteur demi-circulaire, dentelé, fixé au bâti. En exerçant une traction sur le levier, le frein glisse le long des rampes de la dentelure, le ressort se comprimant et se détendant alternativement. Son arrêt dans l'une des dépressions de la dentelure permet à l'ensemble formé par le plateau, le balancier et la pièce à émailler, dé rester à toute inclinaison pendant le travail. Ce double mouvement du plateau permet à la pièce de présenter successivement tous ses points à l'émail tombant du tamis distributeur.

Cette pièce est maintenue sur le plateau par un dispositif très ingénieux.

Les nervures du plateau présentent, de distance en distance, des bossages au centre de chacun desquels une ouverture tronconique est ménagée, Dans cette ouverture passe une tige en fer **4**, qui émerge de 12 à 15 centimètres (fig. 31 et 32). Cette tige est vissée à l'extrémité d'un petit levier **5**, portant un léger contre-poids **6**.

Lorsqu'on pose une pièce sur le plateau, toutes les tiges placées sous cette pièce s'abaissent au niveau des nervures, tandis que les autres continuent à faire saillie au dessus du plateau et enserrent la pièce qu'elles maintiennent ainsi, quelle que soit l'inclinaison du plateau.

La machine est placée entre deux fours (fig. 37) de

manière à pouvoir desservir alternativement l'un et l'autre.

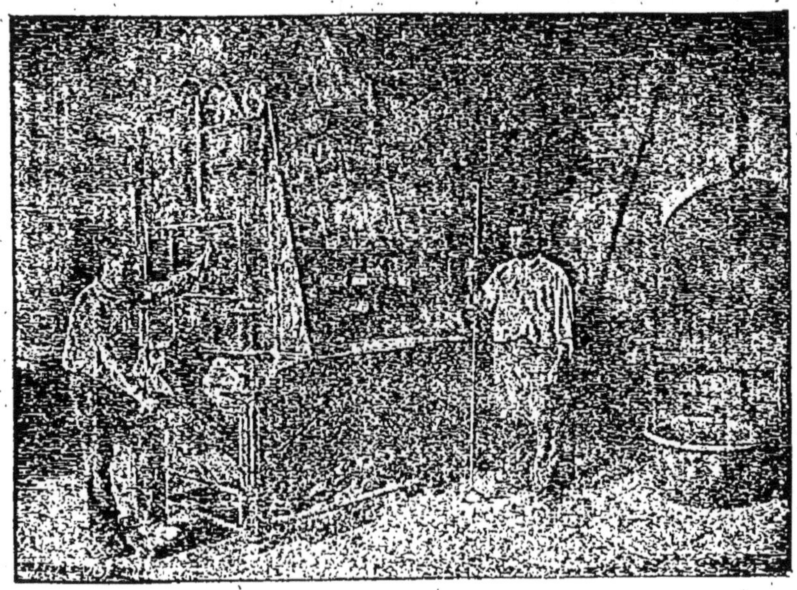

Fig. 37. — Machine à émailler, système Dormoy.

L'opération se fait très simplement. Pendant qu'un aide soulève la porte de la cage qui se trouve du côté du four en travail, un autre aide saisit dans ce four, avec une longue fourche en fer, la pièce à émailler, chauffée au rouge et l'introduit dans la cage, en la déposant sur le plateau. On ferme aussitôt la porte de la cage. L'ouvrier émailleur, appuyant le pied sur la pédale qui commande les frappeurs électriques, saisit d'une main le levier s et de l'autre main la manivelle x (fig. 28, 30 et 37). Il imprime alors au plateau un mouvement de rotation et d'oscillation, pendant que, sous l'action des frappeurs, l'émail tombe du tamis sur la pièce. L'émaillage rapidement terminé, l'ouvrier cesse d'appuyer sur la pédale et amène le plateau dans une position commode pour que les dents de la fourche puissent facilement pénétrer dans les rainures afin d'enlever la pièce. On soulève la porte de la cage et on retire la pièce émaillée.

Cet appareil, qui réalise, au point de vue de l'hygiène, un progrès très important dans une branche spéciale d'industrie, est un excellent exemple des bons résultats qu'il est possible d'obtenir par une ventilation locale bien comprise et bien organisée.

TABLE DES MATIÈRES

SAVON « *VAN DENN* » AU MENTHOL

Chercher à mélanger l'utile et l'agréable pour le Savon, c'est ne rien faire de bon ; il faut sacrifier toute considération de parfum à l'antisepsie vraie, rigoureuse, absolue.

Voici pourquoi j'ai créé le savon au Menthol qui empêche toute contagion et revivifie les tissus au lieu de hâter leur mort, comme le font les parfums du commerce.

Etant donné que la qualité chimique du savon importe seule, j'affirme que tous sont nuisibles à la beauté du visage et de la main, parce que tous contiennent un excès de soude.

Or, par un procédé à moi, par le dissolvant du Menthol, j'ai paré à cet excès d'alcalinité.

Au surplus, le Menthol sent bon, son odeur est franche et saine.

Dr VAN DENN

Prix de la boîte de 3 Savons . . . 5 fr.

Prix du Pain . . . . 1 fr. 75

Envoi franco *contre un mandat à M. le Directeur du journal* « L'Edition Française » 29, rue de Seine, Paris.

Menthol Van Denn, Elixir dentifrice antiseptique

CONSULTATION

Pour les Diabétiques qui souffrent de la constipation

GRAINS ANTIBILIEUX DE MELVILLE

REMÈDE ANGLAIS CLASSIQUE

Prix de la Boîte de 40 Grains : 2 fr.

Chacun sait que les Anglais dont la nourriture est trop exclusivement demandée au règne animal, deviendraient diabétiques s'ils n'avaient eu l'ingénieuse idée de combattre la **constipation**, en même temps qu'ils se défendent des *Maladies du Rein*.

Ils y sont parvenus et dans un de mes voyages à Londres, en visitant les hôpitaux, j'ai pu me procurer la formule la plus employée par nos voisins. Restait à faire venir du Canada la plante dont les Américains du Nord font une panacée universelle dans les toxémies et dans les irrégularités intestinales. Un pharmacien de première classe s'en est chargé et nous a préparé des grains d'une efficacité aussi sûre qu'inoffensive pour les muqueuses même gastrique.

Les **Antibilious Pills Melville** provoquent les selles en agissant sur le foie, soit qu'elles favorisent l'excrétion de la bile, soit qu'elles en augmentent la sécrétion ; elles ne purgent pas à proprement parler, mais **elles sollicitent chaque jour l'action des intestins** et cela sans action forte de congestion, sans provocation d'aucune colique.

Les **Antibilious Pills Melville** ne débilitent pas parce que la formule anglaise a associé avec raison le laxatif au tonique et au stimulant. Elles conviennent à la dose de deux à six par jour à tous les tempéraments, et facilitent l'expulsion des urines.

Envoi franco contre un mandat de **2 fr.** adressé à Monsieur le Directeur de l'*Edition Médicale*, 29, rue de Seine, Paris.